MÉMOIRE

PRÉSENTÉ

AU CONGRÈS SCIENTIFIQUE DE TROYES

PAR

LE DOCTEUR PRIÉ

(Des Riceys).

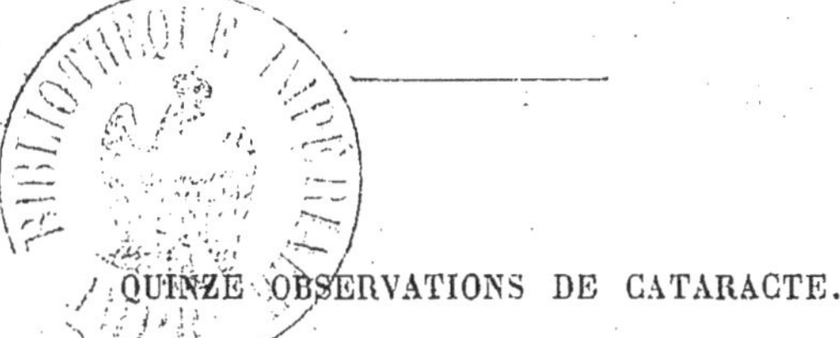

QUINZE OBSERVATIONS DE CATARACTE.

Sept améliorations : numéros 1, 2, 4, 8, 9, 11, 13 ;
Quatre états stationnaires : numéros 3, 6, 7, 12 ;
Trois insuccès : numéros 5, 10, 14.

TROISIÈME SECTION. — SCIENCES MÉDICALES.

Dixième question. — *Existe-t-il des maladies particulières à certaines classes d'industrie du pays? Quelles sont-elles? Quelles règles hygiéniques doit-on suivre pour les éviter?*

Je me suis écarté un peu de ce programme en entretenant le congrès d'une lésion non particulière à une classe d'industrie, mais particulière à certaines localités.

1865

La cataracte est commune dans les cantons des Riceys et de Mussy, rare dans celui de Chaource ; mon honorable collègue de Chaource, M. Rouvre, l'avait aussi remarqué depuis plusieurs années.

Cette lésion, peu grave pour la santé générale, a cependant une importance très-grande par son résultat final ; car, réfractaire à tous les traitements médicinaux jusqu'alors employés, elle se termine presque toujours par la cécité et oblige à recourir à une opération toujours chanceuse, et dont la réussite laisse souvent à désirer.

Afin de ne pas abuser de la patience du congrès, la première observation seule sera donnée *in extenso*. Les points principaux des autres seront seulement indiqués.

PREMIÈRE OBSERVATION (1). — M. Royer, âgé de soixante-dix-sept ans, ancien horloger, obligé de se servir pour son état de verres très-grossissants ; vue autrefois très-bonne, tempérament lymphatico-nerveux, plutôt maigre que gras, a été amputé de la cuisse en 1802 pour une nécrose survenue dans sa jeunesse. Ce malade est sujet à des accidents fébriles après la moindre transpiration supprimée. En 1853 il est tombé sur la tête. Il a des douleurs en urinant, et l'urine sort goutte à goutte. Il est sujet à des furoncles qui existent encore en assez grand nombre.

Au mois de septembre 1854, il a cessé de pouvoir tenir ses écritures, et la vue a toujours baissé jusqu'au 15 mai, jour où a commencé le traitement.

(1) *Journal de la Société gallicane*, 1854.

A cette époque, l'œil gauche est complétement cata-
racté, il distingue à peine le jour de la nuit, la capsule
et le cristallin sont opaques. J'avais pu suivre le développement de cette opacité, elle avait commencé par le
cristallin, puis la capsule s'était obscurcie. La pupille
est habituellement très-contractée.

L'œil droit distingue à peine les grosses lettres du
titre du *Constitutionnel;* l'opacité y a commencé comme
pour le premier œil, par des nuages blanchâtres dans
le cristallin, nuages qui ont augmenté tous les jours;
la capsule est encore saine.

15 mai. Je débute par donner *soufre*, une dose à sec.
— 18 mai, aucun résultat, *phosphore.* — 25 mai, rien,
magnésie carbonique. — 26, le malade croit remarquer
une légère amélioration qui devient manifeste les jours
suivants.

1er, 7, 23, 30 juin : cinq doses de *magnésie;* amélioration progressive. — Le 10 et le 23 juillet, *magnésie.* — Le 28 juillet, le malade voit très-bien les objets
très-rapprochés, mais il cesse de voir distinctement les
objets éloignés, il était devenu myope.

Cet état se prolonge, en s'aggravant, jusqu'au 30 juillet, *phosphore.* Sous l'influence de ce médicament
l'état myopique cesse, mais la vue est obscurcie; le malade voit comme à travers un nuage, il se désole d'avoir
perdu une partie de la vision qu'il avait recouvrée.
— Le 3 août, *magnésie;* le 4 août le nuage se dissipe,
la myopie a cessé, la vue s'améliore pendant le reste
du mois, pendant lequel il prend encore deux fois *magnésie.*

1er septembre. Le malade reprend ses écritures; il

voit beaucoup mieux qu'au mois de septembre précédent, quand il avait été obligé de cesser la tenue de ses livres.

État des yeux à cette époque :

L'œil gauche n'a participé en rien à l'amélioration, il est absolument comme avant le traitement, la capsule est aussi opaque. A l'œil droit, les nuages du cristallin ont presque entièrement disparu, la pupille a toujours une tendance à être contractée.

Deuxième observation. — Cataracte héréditaire.

En présence de ce résultat, j'employai le même traitement pour une personne dont la mère est morte aveugle de la cataracte.

La cataracte était presque complète à l'œil gauche, elle commençait dans l'œil droit.

La *magnésie* a été donnée de huit jours en huit jours, puis de quinze en quinze, avec interruption à des époques indéterminées ; l'œil droit s'est conservé ; le malade peut lire même l'écriture la plus fine ; l'œil gauche n'a pas été modifié.

Cette guérison date de huit ans.

Troisième observation. — M. X..., vigneron. Cataracte complète de l'œil gauche ; l'œil droit peut à peine voir les ceps de vigne ; il distingue de grosses lettres ayant deux centimètres.

Magnésie carbonatée de semaine en semaine, pendant trois mois, améliora considérablement la vue. Le malade put distinguer les caractères moyens d'impression. Il continua de cultiver les vignes pendant deux ans ; alors la cataracte reprit sa marche croissante; un traitement de trois mois a de nouveau rétabli la vision, mais moins bien que la première fois.

QUATRIÈME OBSERVATION. — M. X...; cataracte assez avancée de l'œil gauche; trouble de l'œil droit. M. Sichel, consulté, diagnostique une cataracte.

Magnésie. Traitement pendant deux mois resté incomplet; néanmoins la cataracte n'a pas marché, et la vue s'est bien conservée. La malade mène une vie extrêmement régulière.

CINQUIÈME OBSERVATION. — Madame X...; cataracte complète du côté gauche, avancée du côté droit.

Magnésie. Cette malade a suivi le traitement pendant deux mois d'une manière incomplète, elle était très-indocile et faisait des écarts de régime. Au commencement elle disait voir mieux; mais après deux mois elle a cessé de suivre le traitement; elle est devenue aveugle.

SIXIÈME OBSERVATION. — Cataracte complète de l'œil gauche, aux neuf dixièmes de l'œil droit.

Magnésie. Traitement depuis trois ans; ce qui restait de la vue s'est conservé, mais sans amélioration.

SEPTIÈME OBSERVATION. — Cataracte complète de l'œil gauche, aux neuf dixièmes de l'œil droit; le patient peut à peine voir pour se conduire. *Magnésie* tous les huit jours pendant deux mois, puis tous les quinze jours, et enfin tous les mois. Il a conservé, depuis, ce qui restait de la vue, mais sans amélioration.

HUITIÈME OBSERVATION. — M. X...; cataracte aux cinq dixièmes de l'œil gauche, commençante de l'œil droit.

M. X... va deux fois à Paris passer six semaines pour suivre un traitement de la cataracte; ces deux traitements n'ont eu aucun résultat, la vue a beaucoup baissé; à son retour, il peut à peine lire de l'œil droit.

Magnésie. Depuis deux ans la vue s'est conservée, M. X... dit améliorée; effectivement, il lit beaucoup mieux qu'à son retour de Paris.

NEUVIÈME OBSERVATION. — Cataracte aux cinq dixièmes de l'œil gauche, commençante de l'œil droit.

Mademoiselle X... est obligée à un travail qui demande beaucoup d'attention; elle a souvent des céphalalgies atroces. La céphalalgie, déjà diminuée au moyen d'*aconit* et de *belladone*, diminue encore beaucoup par *magnésie*, qui arrête le développement de la cataracte. La vue s'est conservée et même améliorée du côté droit.

DIXIÈME OBSERVATION. — Madame X...; cataracte complète de l'œil gauche, très-avancée de l'œil droit.

Le traitement a été incomplet, il a duré trois ou quatre semaines; après avoir été stationnaire pendant quatre ou cinq mois, la cataracte a repris sa marche, mais d'une manière plus lente qu'avant le traitement.

ONZIÈME OBSERVATION. — M. X... Mon père remarqua, il y a six mois, un trouble dans l'œil gauche; à l'examen je crus reconnaître une cataracte. *Magnésie* tous les huit jours, puis tous les quinze jours. La vue se conserve sans baisser, depuis le commencement du traitement.

Douzième observation. — M. X...; cataracte complète de l'œil gauche, commençante de l'œil droit.

Le traitement par *magnésie* fut commencé en 1861 et suivi pendant deux mois très-régulièrement; il y avait déjà, sinon amélioration, du moins arrêt de la marche de la cataracte. En ce moment, des savants de village se moquent de sa crédulité en lui demandant ce que peuvent faire de si petits grains (je donne le médicament sous forme de granules); il cessa le traitement pendant deux ans; l'amélioration commencée se maintint.

Depuis, à la suite d'écarts de régime, la cataracte a repris sa marche progressive; alors le malade a senti la nécessité de reprendre le traitement, ce qu'il a fait ces jours derniers.

Treizième observation. — Madame X...; vue trouble du côté gauche, troublée légèrement du côté droit, cataracte aux cinq dixièmes du côté gauche, commençante à l'œil droit.

Magnésie depuis trois mois; la vue s'est conservée; le trouble léger à droite a disparu, celui de gauche a diminué.

Quatorzième observation. — Madame X...; cataracte complète à gauche, très-avancée à droite; suit pendant quinze jours le traitement, puis le cesse. La cataracte a marché; l'opération a été faite. Elle voit pour se conduire.

Quinzième observation. — Madame X... Ces jours derniers j'ai été consulté pour une femme des environs des Riceys, qui avait une cataracte complète à l'œil droit et commençante à l'œil gauche. Je lui ai donné un traitement à suivre pendant trois mois, après ce temps elle doit revenir. Je ne connais pas encore le résultat du traitement, je relate cette observation parce que c'est le seul cas sur quinze qui ait commencé par l'œil droit.

Ces observations, écourtées pour ne pas abuser du temps du congrès, soulèvent plusieurs questions. Pourquoi dans les cantons de Mussy et des Riceys la cataracte est-elle plus fréquente que dans celui de Chaource?

Pourquoi commencent-elles si souvent par l'œil gauche, si rarement par l'œil droit?

Comment agit la magnésie?

Pour résoudre la première question, il serait peut-être nécessaire d'analyser les eaux dans les trois cantons; cependant, je crois celles des cantons des Riceys et de Mussy plus chargées de carbonate de chaux que celles du canton de Chaource; serait-ce là une cause?

Pourquoi la cataracte débute-t-elle plus souvent à gauche qu'à droite? Actuellement cette question ne saurait être résolue.

Comment agit la magnésie dans la cataracte? Agit-elle comme antidote du carbonate calcaire? On ne peut l'affirmer jusqu'à démonstration de l'action des eaux sur le développement de la cataracte, quoique d'autres expériences démontrent l'action antidotaire de la magnésie et de la chaux.

La magnésie aurait-elle une action spéciale sur la cataracte?

En étudiant l'action de la magnésie sur l'homme

— 9 —

sain, elle a quelquefois produit les symptômes suivants
sur la vision :

1° L'œil droit est plus faible que l'autre ;

2° Trouble de la vue ;

3° Nuage devant les yeux, le droit surtout ;

4° Deux fois j'ai vu, après une purgation par la magnésie, survenir un trouble dans la vue, ce trouble a
duré, une fois deux heures, une autre fois six heures,
sans dilatation de la pupille ; après vérification, le
trouble était plus grand à droite ;

5° Dans aucune expérience où la magnésie causait
du trouble dans la vision, on n'a remarqué de dilatation
de la pupille.

Le trouble de la vision ne s'accompagnant pas de dilatation de la pupille, la rétine et l'iris semblent n'y
être pour rien. Alors reste, comme cause de troubles de
la vue, une action sur le cristallin ; mais ceci a besoin
de la confirmation clinique.

Dans la première observation dont j'ai donné les dé-
tails, l'opacité du cristallin diminue durant l'amélioration de la vue ; c'est donc sur le cristallin qu'agit
la magnésie. De plus, la myopie survenue pendant le
traitement (laquelle j'ai fait cesser par le phosphore)
indique aussi une action élective sur le cristallin. Cet
effet local, déjà indiqué par l'expérimentation sur
l'homme sain, est démontré par l'expérience sur le
malade, *ab usu in morbis* (1).

(1) Vers l'époque de la première observation, en 1855, j'avais la vue extrêmement fatiguée et un commencement de presbyopie qui m'empêchait de
distinguer facilement les petits caractères d'impression. Frappé de cette fa-
culté de causer la myopie que j'attribuais à l'action de la *magnésie* sur le
cristallin, j'ai pris de temps en temps quelques globules de *magnésie*, 6° et

Il est aussi à noter que presque toutes les cataractes que j'ai traitées avaient commencé par l'œil gauche, qu'avant le traitement cet œil était presque, ou totalement perdu, et que l'action curative a surtout porté sur l'œil droit, qui était moins altéré, et qui a été plus facilement conservé.

On peut remarquer aussi que, dans l'expérimentation sur l'homme sain, la magnésie a plus d'action sur l'œil droit.

Ces faits rendent très-probable l'action de la magnésie sur le cristallin droit plus spécialement.

Que ce soit comme antidote ou comme action spéciale sur le cristallin, ces faits prouvent que l'action de la magnésie existe.

Sur 15 faits, 14 fois le résultat a été constaté ; 7 fois ou dans la moitié des cas, il y a eu amélioration ; 4 fois on a conservé ce qui restait de la vue sans amélioration ; 3 fois le traitement incomplet a échoué. Dans les cas suivis d'amélioration, la cataracte était peu avancée, surtout à l'un des yeux ; elle était presque complète dans les cas restés stationnaires. Enfin, dans les trois cas où on a échoué, le traitement n'a pas été bien suivi.

Dans 11 faits, il y a eu une action manifeste.

En présence d'une maladie aussi réfractaire aux traitements médicaux, la médication spéciale par la magnésie doit appeler l'attention des médecins.

La magnésie carbonatée a toujours été employée à

30° ; depuis j'ai conservé la vue, et ma presbyopie a diminué, je lis les caractères les plus fins sans lunettes, mais j'ai besoin qu'ils soient bien éclairés. J'appelle l'attention des médecins sur cet objet.

la 6e dilution au début, à la 30e ensuite. J'ai commencé quelquefois en donnant le médicament à sec; mais ordinairement je le faisais dissoudre dans six cuillerées d'eau, dont on devait prendre une cuillerée matin et soir. Je ne donnais jamais un nouveau médicament avant huit jours. J'ai remarqué qu'il valait mieux le donner dissous. Après deux ou trois mois, je le donnais à sec, tous les quinze jours, tous les mois, tous les deux ou trois mois, selon le temps déjà écoulé depuis le commencement du traitement. Le régime habituel n'était pas modifié lorsqu'il était bon ; les excès seuls, quels qu'ils fussent, entravaient l'action utile de la magnésie.

Ce mémoire a été présenté au congrès scientifique de Troyes ; je ne pus me trouver à la réunion de la section médicale où il a été discuté avec une passion telle, qu'un savant et bienveillant président de la Société académique de l'Aube n'a pu s'empêcher de me témoigner l'indignation qu'il éprouvait de l'*inconvenance*, c'est son expression, dont on avait usé envers moi.

On a dit que je donnais, sur 14 observations de cataracte, 7 améliorations, 4 cas de conservation de la vue et 3 insuccès ; que ce résultat, mis en regard de l'incurabilité de la cataracte par les moyens médicaux, n'était pas possible, et, par conséquent, n'était pas vrai.

Il semble qu'il eût été plus logique de conclure du fait au possible plutôt que du possible au fait, et de vérifier les faits avant de prendre cette première conclusion.

On a ajouté que, vu l'impossibilité de succès si nombreux (11 *sur* 14), je m'étais trompé, et que je ne savais pas reconnaître une cataracte.

Et enfin que, comme je m'étais trompé, que je ne savais pas reconnaître une cataracte, et que, de plus, je n'avais employé qu'un seul médicament, la magnésie, mes observations n'avaient aucune valeur. Je livre ce raisonnement au jugement du lecteur.

Je répète qu'il eût été mieux de conclure du fait au possible, que du possible au fait; et j'ajoute que, si l'incurabilité de la cataracte par les moyens médicaux est si bien constatée, un moyen nouveau, simple, facile à employer, ne causant au malade ni dégoût, ni dérangement à ses habitudes, et surtout réussissant à arrêter les progrès de la cécité 11 fois sur 14, n'est pas du tout à dédaigner, et qu'il a une valeur, quelque petite que soit celle qu'on lui veuille attribuer. Il est vrai que le nombre de mes observations n'est pas très-grand : ce sont les seules que j'aie pu réunir ; mais l'Océan ne se compose que de gouttes d'eau : il ne s'agit que de les multiplier.

Et, si mince que soit la valeur de mes observations, la science, comme le lion de la Fontaine, sait utiliser le moindre de ses sujets.

Quant à l'assertion que je me suis trompé de maladie et que je suis incapable de reconnaître une cataracte, j'offre à mes contradicteurs de vérifier les cas ; ils pourront examiner, interroger les malades et s'assurer, oui ou non, si je me suis trompé. Jusque-là cette assertion manque de base (1).

(1) C'est ce qu'on aurait dû faire avant d'accuser un confrère de ne pas savoir reconnaître une cataracte.

Au commencement de ma carrière médicale, j'ai eu plusieurs fois l'occasion

Enfin on m'a reproché de n'avoir employé qu'un seul médicament, la magnésie.

Si mes contradicteurs avaient réfléchi, ils auraient vu qu'en général, pendant le développement de l'opacité du cristallin dans une cataracte, la santé est bonne, et qu'à moins d'accident concomitant, il n'y a point d'autre indication que celle de s'occuper de l'opacité du cristallin ; que, par conséquent, un autre médicament troublerait l'action du médicament principal, ce qui nuirait à la guérison.

Ce reproche n'est donc pas plus fondé que les autres. Il est heureux qu'un seul médicament soit indiqué, parce que cela en fait mieux ressortir l'efficacité. La magnésie a été employée seule et a opéré une guérison là où tous les autres traitements ont échoué.

Dans tous les cas, je rappelle ce qui a été dit dans la section d'archéologie et qui a dirigé presque toutes les sections du congrès :

In necessariis unitas; in dubiis libertas, et surtout *in omnibus caritas.*

P. S. Seizième observation.— M. X..., serrurier, sentait faiblir son œil gauche (toujours l'œil gauche) depuis longtemps. Il y a deux ans même que cet œil est entière-

---

de faire des opérations de cataracte ; j'en ai opéré une vingtaine, je n'ai eu qu'un seul insuccès. Les autres opérés ont vu aussi bien qu'on peut voir lorsque le cristallin est détruit, mais le résultat était néanmoins loin d'être aussi satisfaisant que celui obtenu par le traitement par la *magnésie.*

La *magnésie*, employée au commencement de la maladie, laisse à la vision presque toute sa force primitive, les sujets des observations 2ᵉ, 4ᵉ, 8ᵉ, 9ᵉ, 11ᵉ, 13ᵉ ont conservé à peu près leur vue primitive de l'œil droit, sans avoir été exposés aux chances de l'opération. Depuis que j'emploie ce traitement sur mes malades, je n'ai plus été obligé d'avoir recours à l'opération.

ment perdu. Vers le mois de mai et juin 1864, l'œil droit commença aussi à se troubler. Dans le mois d'août, il y avait à droite vue trouble surtout par le soleil, vision meilleure dans une demi-obscurité, opacité manifeste du cristallin à droite, opacité complète à gauche. De ce dernier œil le malade distinguait seulement la lumière de l'obscurité. Il ne pouvait pas même se conduire. Santé aussi bonne que possible. Indication unique : opacité du cristallin.

Magnésie 6ᵉ, toutes les semaines (la première semaine, trois globules dans six cuillerées, une tous les matins ; puis de semaine en semaine, un globule, à sec, pendant deux ou trois mois ; puis tous les quinze jours ; puis tous les mois, et enfin tous les deux, trois ou quatre mois, pendant deux ou trois ans).

Ce malade a suivi jusqu'à présent assez exactement mes prescriptions, je l'ai revu seulement il y a quelques jours. L'examen de l'œil droit fait voir que l'opacité a diminué ; la vision est meilleure, elle est presque naturelle, le malade continue son travail habituel.

La cataracte complète de l'œil gauche semble toujours la même, cependant le malade assure que depuis la fin d'octobre, après trois à quatre mois de traitement, il peut voir de cet œil pour se conduire, ce qu'il ne pouvait faire avant le traitement. La capsule me semble aussi opaque, et malgré cela le malade voit mieux, le cristallin semble amélioré, quoique la capsule n'ait participé en rien à cette amélioration. Ce fait semble préciser mieux l'action élective de la magnésie, qui se concentrerait sur le cristallin, et indiquerait l'emploi utile de la magnésie pour l'opacité seule du

cristallin avec intégrité de la capsule. Ce fait indiquerait que la magnésie peut diminuer l'opacité complète,
ce que l'expérience seule peut confirmer. Néanmoins,
il me donne l'espérance qu'on peut améliorer une cataracte même complète, lorsque la désorganisation n'est
pas poussée trop loin.

J'ai constaté encore une fois que la magnésie peut
rendre myope. Le sujet de la onzième observation,
qui avait toujours eu la vue très-longue, a présenté
pendant le traitement des signes de myopie, il ne distinguait plus les objets éloignés, tout en voyant parfai-
tement bien les objets rapprochés ; il voyait mieux avec
des lunettes concaves. J'ai revu le sujet de l'observation
dixième que je n'avais pas vu depuis trois ans et que
j'avais noté comme un insuccès. Je croyais la vue perdue ;
j'étais dans l'erreur. Ce qui restait de la vue s'est conservé, la marche de la cataracte a été arrêtée. Il n'y a
donc réellement que 2 insuccès sur 14 malades ; sur
15 avec la nouvelle observation que j'ajoute ici.

Cette affection, *la cataracte*, a été jusqu'ici tellement
réfractaire à tout traitement médical que la généralité
des médecins avait renoncé à toute autre médication
que le traitement chirurgical.

Je serai heureux si l'imprévu des faits, la facilité et
la simplicité du traitement peuvent contribuer à faire
revenir les médecins de préjugés qu'un trop grand
nombre d'entre eux conservent encore, et leur démon-
trer que les indications spéciales données par les procé-
dés homœopathiques, sont trop avantageuses à la thé-
rapeutique pour les rejeter systématiquement. Le temps
des fins de non-recevoir, des négations sans faits à

l'appui, doit passer. Les hommes véritablement instruits et impartiaux doivent voir par eux-mêmes. Le doute est permis, mais non le scepticisme. A ceux qui doutent, j'offre de leur faire voir les cas que j'ai relatés; ou, s'ils l'aiment mieux, d'enrayer la cataracte (11 fois sur 14) sur les malades qu'ils voudront bien m'adresser.

Quant aux sceptiques, je renonce à les convaincre.

Dr Prié (des Riceys).

PARIS. — IMP. SIMON RAÇON ET COMP., RUE D'ERFURTH, 1.